BEI GRIN MACHT SICH IHR WISSEN BEZAHLT

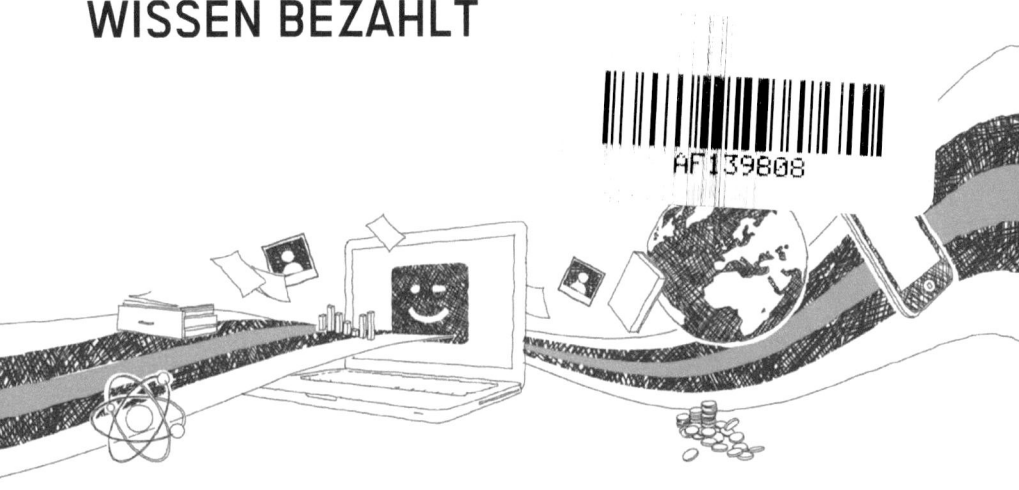

- Wir veröffentlichen Ihre Hausarbeit,
  Bachelor- und Masterarbeit

- Ihr eigenes eBook und Buch -
  weltweit in allen wichtigen Shops

- Verdienen Sie an jedem Verkauf

Jetzt bei www.GRIN.com hochladen und kostenlos publizieren

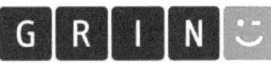

Bibliografische Information der Deutschen Nationalbibliothek:

Die Deutsche Bibliothek verzeichnet diese Publikation in der Deutschen National-bibliografie; detaillierte bibliografische Daten sind im Internet über http://dnb.d-nb.de/ abrufbar.

Impressum:

Copyright © 2018 GRIN Verlag
Druck und Bindung: Books on Demand GmbH, Norderstedt Germany
ISBN: 9783668843066

Dieses Buch bei GRIN:

https://www.grin.com/document/444066

Liane Neumann

Vergleich zwischen der Arbeit im Spitex Zürich mit der Arbeit in der ambulanten Pflege in Deutschland

Ein Exkursionsbericht

GRIN Verlag

GRIN - Your knowledge has value

Der GRIN Verlag publiziert seit 1998 wissenschaftliche Arbeiten von Studenten, Hochschullehrern und anderen Akademikern als eBook und gedrucktes Buch. Die Verlagswebsite www.grin.com ist die ideale Plattform zur Veröffentlichung von Hausarbeiten, Abschlussarbeiten, wissenschaftlichen Aufsätzen, Dissertationen und Fachbüchern.

Besuchen Sie uns im Internet:

http://www.grin.com/

http://www.facebook.com/grincom

http://www.twitter.com/grin_com

Exkursionsbericht

Internationale Entwicklung

Masterstudiengang Pflegewissenschaft/ Pflegemanagement

der Ernst Abbe Hochschule Jena

Spitex Zürich Limmat

„Bleibe nicht an Boden haften, frisch gewagt und frisch heraus! Kopf
und Arm mit heit'ren Kräften, überall sind sie zu Haus. Wo wir uns der
Sonne freuen Sind wir jede Sorge los. Dass wir uns in ihr zerstreuen,
darum ist die Welt so groß."

Johann Wolfgang von Goethe

Liane Neumann   August 2018

Note 1,3

Inhaltsverzeichnis

Exkursionsprogramm Schweiz 2018

Die gesamte Exkursion in die Schweiz wurde für uns Studierende, von Prof. Dr. J. explizit zusammengestellt. Viele unterschiedliche Gesundheitszweige, in der Advanced Practice Nurse tätig sind, hat er kontaktiert und Termine für Gespräche, Besichtigungen und Interviews organisiert, wodurch sich das Programm sehr umfangreich und gehaltvoll gestaltete.

Montag 19.02.2018

> 4.00 Uhr Morgenstreich in Basel
> Die Basler Fasnacht beginnt am Montag nach Aschermittwoch mit dem Morgenstreich morgens um Punkt 4 Uhr. Dann werden die Lichter der Innenstadt gelöscht und tausende Trommler und Pfeifer beginnen mit der Intonation des gleichnamigen Marschmusikstücks „Morgestraich". (Holeiter, 2018)

> 9.30- 11.00 Uhr Medizinische Notrufzentrale Basel
> Das Beratungsteam der MNZ besteht aus 13 diplomierten Pflegefachpersonen. Alle Mitarbeitenden verfügen über mehrere Jahre Berufserfahrung im Akutbereich und über ein vertieftes medizinisches Notfallwissen. Die ärztliche Leitung unterstützt die Mitarbeitenden in fachlichen Fragen und gewährleistet die Qualitätssicherung und die Weiterbildung. (Notrufzentrale, 2018)

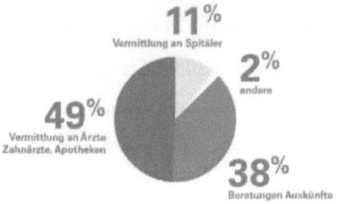

Abbildung 1 (Notrufzentrale, 2018)

> 13.30- 18.00 Uhr Insel Spital Bern

Bekannte gesellschaftliche und gesundheitspolitische Entwicklungen stellen hohe Anforderungen an alle Akteure im Gesundheitswesen und verlangen nach innovativen neuen Versorgungsmodellen. Der gezielte Aufbau von Advanced Nursing Practice (ANP)-Angeboten, basierend auf weltweit etablierten Konzepten, bietet der Insel Gruppe eine Möglichkeit, diesen Herausforderungen erfolgreich zu begegnen. ANP als innovatives, evidenzbasiertes Angebot soll in der Insel Gruppe entwickelt werden, wenn damit für eine Patientengruppe und ihre Familien in sinnvoller Weise die Versorgung ausgebaut/ergänzt und somit bessere Ergebnisse erreicht werden können. ANP-Angebote sind demzufolge in verschiedenen klinischen Bereichen und Organisationsformen vorstellbar. Sie werden gemäß Konzept im Rahmen von Projekten entwickelt. (Inselspital, 2018)

Dienstag 20.02.2018

> 10.00- 17.00 Uhr Universitätsspital Basel

Pflegeexpertinnen und -experten mit einem Master (MNS) oder Doktorat (PhD) in Pflegewissenschaft mit Advanced Nursing Practice-

4

Ausrichtung, verfügen über vertiefte und erweiterte klinische und forschungsorientierte Kompetenzen und helfen mit, am USB eine patienten-, evidenz- und ergebnisorientierte Pflegepraxis zu entwickeln. Zusammen mit Pflegefachpersonen und Vertreterinnen und Vertretern anderer Disziplinen und Professionen erarbeiten, erproben und testen sie umfassende Krankheitsmanagementprogramme für spezifische Patientengruppen, deren Angehörige und/oder Familien. Diese Programme ermöglichen eine Verbesserung der Patientenergebnisse und der Pflegequalität. Im USB arbeiten APN sowohl in der APE als auch in den Bereichen.

Am Universitätsspital Basel werden aufgrund der aufgeführten Überlegungen individuelle Patientenschulungen für stationäre Patientinnen und Patienten mit Herzinsuffizienz angeboten. Acht Pflegende mit vertiefter Aus- und Weiterbildung bieten unter der Leitung von Lukas Weibel, Pflegeexperte APN, individuelle, bedarfsorientierte Schulungen im persönlichen 1:1 Rahmen an. Neben der erweiterten Selbstmanagementfähigkeiten der Betroffenen ist auch die Vorbereitung auf den bevorstehenden Austritt ein wichtiges Ziel der Intervention. (Universitätsspital Basel, 2018)

Mittwoch 21.02.2018

> 8.30- 11.30 Uhr Stadt Zürich Altenhilfe

Frau Dr. Heike Geschwindner gab uns einen Gesamtüberblick der Möglichkeiten, für die Pflege zu Hause und der damit verbundenen Unterbringung in Pflegezentren, innerhalb Zürichs. Die Stadt Zürich unterhält mehrere Pflegezentren in den Quartieren, mit unterschiedlichen Schwerpunkten. Um diese Bedürfnisse abzudecken, soll jede Pflegeeinrichtung einen Pflegeexperten auf Masterniveau haben. Noch nicht alle Pflegeexpertenstellen sind adäquat besetzt, jedoch ist das Ziel klar, denn auch bei der Stadt Zürich ist man aktiv an der Pflegeentwicklung und Forschung beteiligt.

Die Pflege zu Hause wird durch die Spitex geleistet.

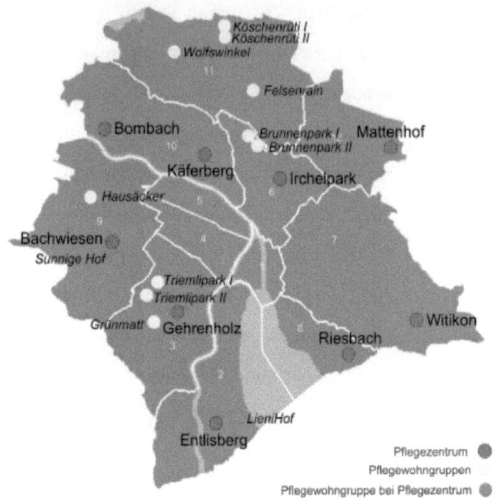

Abbildung 2 (Gesundheits- und Umweltdepartement, 2018)

➢ 12.00- 16.00 Uhr Spitex Stadt Zürich

Hier wurde uns (4 Studenten) die Möglichkeit geboten, mit den Mitarbeitern der Spitex auf Tour zu gehen und die Arbeit in der Häuslichkeit zu begleiten. In der Geschäftsstelle Spitex Zürich Limmat haben Arda Teunissen (Mitglied der Geschäftsführung) und später auch 3 Pflegexperten mit unterschiedlichen Schwerpunkten, viel Wissenswertes über die Arbeit der Spitex berichtet. Dazu mehr im Verlauf des Exkursionsberichtes, denn die Spitex ist das Hauptthema und wird genauer betrachtet.

Donnerstag 22.02.2018

> 8.30- 10.30 Uhr Pflegezentrum Mattenhof
>
> Das Pflegezentrum Mattenhof bietet eine spezialisierte Abteilung für Palliative Care an und ist zusammen mit dem Pflegezentrum Irchelpark führend in der Palliative Care. Diese beiden Pflegezentren verfügen über das Label Qualität in Palliative Care. Die Mitarbeitenden aller Berufsgruppen tragen mit Fachkompetenz und Engagement zur Lebensqualität der Bewohnerinnen und Bewohner bei. (Stadt Zürich Pflegezentrum Mattenhof, 2018)

> 11.30- 16.30 Uhr Kalaidos Fachhochschule
>
> Die Kalaidos Fachhochschule Schweiz wurde 2005 als erste eigenständige Fachhochschule mit privatwirtschaftlicher Trägerschaft vom Bund anerkannt. Ihre Wurzeln reichen bis 1997 zurück, als die Kalaidos Fachhochschule unter den Namen AKAD Hochschule und PHW Private Hochschule Wirtschaft, gegründet wurde. Die Hochschule bietet berufsbegleitende Aus- und Weiterbildungen an. Sie verfügt über 4 Fachbereiche: Wirtschaft, Gesundheit, Musik, Law School (Kalaidos Fachhochschule CH, 2018). Zur Kalaidos Fachhochschule gehört neben den unterschiedlichen Departements, auch das Forschungsinstitut Careum. Hier wurde uns ermöglicht in den Austausch mit den dort Studierenden zu gehen, Fragen an Frau Elke Wimmer zu stellen und eine Unterrichtseinheit zu besuchen.

Freitag 23.02.2018

> 8.30- 10.30 Uhr Universitäts Spital Zürich
>
> Thema der Veranstaltung war die Organtransplantation. Ute Strätker, Master Studentin der Ernst Abbe Hochschule in Jena, ist bei der Donor Care Association- ORGANSPENDE INTERKANTONAL, Donor Care Managerin. Sie berichtete über ihre Aufgaben und deren Umfang, als

auch über das für die Umsetzung erforderliche Know How . Als ANP hat sie hier ihren Platz gefunden, denn die aufwändige Arbeit des gesamten Organspendeprozesses bedarf umfangreicher Kompetenzen. Hier sind nicht nur Koordination und Management gefordert. Das professionelle Arbeiten auf „fremden" Intensivstationen stellt eine besonders große Herausforderung dar. Gespräche mit betroffenen Angehörigen welche sich in einer unglücklichen Phase Ihres Lebens befinden, da Ihr Angehöriger versterben wird, sind unter anderem Ihre Aufgabe. Diese vorsichtig an die Situation, dass seine Organe gespendet werden und dazu auch operative Eingriffe erforderlich sind, heranzuführen und zu sensibilisieren. Das Thema **Ablehnungsrate** ist der Forschungsansatz für die Masterarbeit von Ute Stätker.

➢ 11.00- 13.00 Uhr Universitäts- Kinderspital Zürich

Frau Dr. Anna- Barbara Schlüer, PhD, MscN, RN hat sich Zeit für uns genommen und uns einen Einblick in ihr Aufgabengebiet und ihre Forschung gegeben. Als Leiterin der klinischen Pflegewissenschaft ist sie aktiv an den laufenden Forschungsprojekten beteiligt.

Die Forschungsprojekte konzentrieren sich auf:

- o Verhalten des Nerven-, Stoffwechsel-, Herz-Kreislauf- und Abwehrsystems in allen Phasen von Wachstum und Entwicklung des kindlichen Organismus
- o Ursachenklärung und Behandlung genetischer Krankheiten "Tissue engineering" der Haut – Hautersatzforschung: aus wenigen Zellen eines Kindes wird eine komplexe zweischichtige Haut im Labor her-gestellt, zur lebensrettenden Maßnahme nach schweren

8

Verbrennungen und zur Behandlung angeborener Anomalien der Haut

- o Heilung schwerster Infektions- und Krebserkrankungen des Kindes und Jugendlichen (Forschungszentrum für das Kind FZK, 2018)

> 14.00- 16.00 Uhr Kantonspital Aarau

Antoinette Conca ist die Leitung der Pflegeentwicklung, sie ist für die stete Weiterentwicklung der Pflege und Pflegekräfte im Spital zuständig, sowie Mitglied des KSA Forschungsrates. Aus dieser Arbeit hervorgegangen ist unter anderem das Projekt Nurse-led Care am Kantonsspital Aarau (NLC-KSA©). Ankie van Es berichtete über dieses Pflegemodell in dem sie arbeitet und bereits Erfahrungen gemacht hat.

Auf Grund der beruflichen Parallelen setzt sich dieser Exkursionsbericht mit der Arbeit der Spitex Zürich auseinander. Die Spitex und ihre Dienstleistungen sind vergleichbar mit den ambulanten Pflegediensten in Deutschland.

Hilfe und Pflege zu Hause in der Schweiz

Damit ein pflegebedürftiger oder kranker Mensch, auch bei Verschlechterung seines Gesundheitszustandes oder nach einem Ereignis, in seinem häuslichen Umfeld bleiben kann, ist es nötig ihn dort bedürfnisorientiert versorgen zu können.

2016 gab es in der Schweiz 1909 Leistungserbringer die Spitex- Dienstleistungen anboten. Die Leistungserbringer unterteilen sich in Gemeinnützig und öffentlich rechtliche Unternehmen (Nonprofit-Spitex), Erwerbswirtschaftliche Unternehmen und selbstständige Pflegepersonen. Die gemeinnützigen und öffentlich rechtlichen Spitex-Unternehmen (80% aller

Leistungserbringer) versorgten 2016 278767 Klienten. Das entspricht 82% des Gesamtvolumens. (Bundesamt für Statistik Schweiz, 2016)

„Bevor die Spitex die Betreuung einer Person aufnimmt, klärt eine Fachperson den genauen Bedarf an Pflege- und/oder Hilfeleistungen ab. Eine Bedarfsabklärung für Pflegeleistungen ist gemäß Krankenversicherungsgesetz (KVG) gesetzlich vorgeschrieben und kassenpflichtig. Sie garantiert, dass die betroffene Person weder unter- noch überversorgt wird. Unsere Organisationen ermitteln den Pflege- und Betreuungsbedarf mit dem Abklärungsinstrument RAI-Home-Care." (Spitex Schweiz, 2018)

Das Angebot der Spitex unterteilt sich in Kerndienstleistungen wie z.B. kassenpflichtige Leistungen gemäß KVG:

> ➢ Krankenpflege-Leistungsverordnung (KLV)
>> o KLV-a (Abklärung und Beratung)
>> o KLV-b (Behandlungspflege)
>> o KLV-c (Grundpflege)
> ➢ Übergangspflege ist ebenfalls eine KLV-a, b oder c Leistung, die Finanzierung ist etwas anders weil der Patientenbeteiligung wegfällt, und die Entschädigungen anders sind

und in spezialisierte Dienstleistungen z.B.

> ➢ Hauswirtschaftliche Leistungen (machen ca. 30% des Gesamtvolumens aus), Hilfsmittelverleih, Kinderspitex, Autofahrdienst, Ernährungs- und Diätberatung etc. (Teunissen, 2018)

Ein Überblick der Leistungen befindet sich in Abbildung 3.

Spitex – Pflege und Betreuung zu Hause

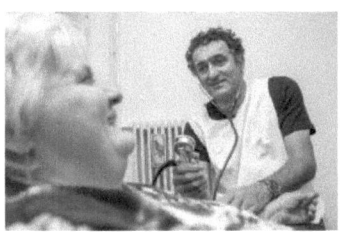

BENÖTIGEN SIE HILFE BEI DER PFLEGE ODER IM HAUSHALT?
Ausgebildete Fachpersonen pflegen und unterstützen Menschen jeden Alters zu Hause. Spitex entlastet auch pflegende Angehörige.

WAS MACHT SPITEX?
Spitex können Sie zum Beispiel bei körperlichen und psychischen Krankheiten, bei Altersbeschwerden, nach Unfällen, nach einer Geburt oder bei Schwangerschaftskomplikationen anfordern.

Die Leistungen der Spitex umfassen:

Pflege und Betreuung bei Ihnen zu Hause:
- Abklärung des Pflegebedarfs
- Beratung zu Angeboten
- Hilfe bei der Körperpflege
- Hilfe bei der Mobilisation (Aufstehen und zu Bett gehen)
- Vorbereiten und Verabreichen von Medikamenten
- Medizinische Kontrollen wie Blutzucker und Blutdruck messen etc.
- Schmerzbehandlung
- Pflege von Wunden
- Begleitung von Sterbenden

Hilfe im Haushalt:
- Unterstützung beim Einkaufen
- Zubereitung von Mahlzeiten
- Reinigung der Wohnung
- Wäsche waschen

Je nach Region bietet die Spitex auch:
- Mahlzeitendienste
- Fahr- und Begleitdienste (Arzt, Einkauf)
- Vermietung von Hilfsmitteln (z.B. Krücken, Inhalationsgeräte oder Rollstühle)

Weitere Leistungen wie psychiatrische Pflege, Pflege bei Krebs oder bei unheilbaren Krankheiten werden vor allem in Städten angeboten.

WAS BEZAHLT DIE KRANKENKASSE?
Die obligatorische Krankenkasse bezahlt Pflegeleistungen. Dazu braucht es eine Spitex-Verordnung eines Arztes oder einer Ärztin.

WAS BEZAHLT DIE KRANKENKASSE NICHT?
Die Hauswirtschaftshilfe wird durch die Grundversicherung der Krankenkasse nicht bezahlt. Bei vielen Krankenkassen können Sie dafür eine Zusatzversicherung abschliessen. Erkundigen Sie sich bei Ihrer Krankenkasse. Wenn Sie Ergänzungsleistungen erhalten, bezahlt die Gemeinde oft einen Teil der Kosten für die Hauswirtschaftshilfe.

WAS MUSS DER KLIENT/DIE KLIENTIN SELBER ZAHLEN?
- Jahresfranchise (Beteiligung) der Krankenkasse
- 10% der Kosten der Pflegeleistungen (Selbstbehalt der Krankenkasse)
- Patientenbeteiligung bei Pflegeleistungen (Höhe maximal CHF 15.95 pro Tag, je nach Kanton)
- Die Kosten der Hauswirtschaftshilfe

Spitex finden Sie in jeder Region der Schweiz. Kontaktieren Sie uns über:
- **www.spitex.ch → Spitex in Ihrer Region**
- **Telefon 0842 80 40 20 (8 Rappen/Minute)**
- **Gemeindeverwaltung Ihres Wohnortes**

Mit fachlicher und finanzieller Unterstützung durch

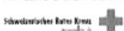
Schweizerisches Rotes Kreuz
www.migesplus.ch
Gesundheitsinformationen in mehreren Sprachen

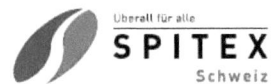
Überall für alle
SPITEX
Schweiz

Abbildung 3 (Spitex Schweiz, 2018)

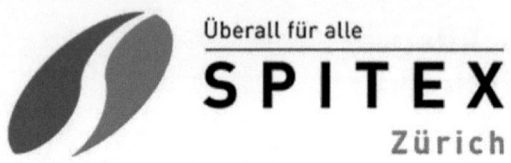

Abbildung 4, Logo der Spitex: (**Spitex Verband Kanton Zürich)**

Spitex Zürich Limmat

Am Mittwoch den 22.02.2018 waren die Studenten bei der Geschäftsstelle zu Gast. Vorstellen möchte ich Arda Teunissen. Sie hat die Position des Zentrumsmanagement Nord-Ost inne, und ist damit für ein Teil der neun Spitex-Zentren von Spitex Zürich Limmat zuständig.

Der berufliche Werdegang der gebürtigen Holländerin:

> ➢ dipl. Pflegefachfrau Schwerpunkt Psychiatrie, Gerontologin HF SAG
> ➢ Pflegedienstleitung eines Pflegezentrum
> ➢ Leitung Wohnen, Pflege und Therapie in einem Blindenwohnheim
> ➢ Zentrumsleitung Spitex Zürich Nord
> ➢ Zentrummanagement Nord-Ost Spitex Zürich Limmat
> ➢ Mitglied der Geschäftsleitung (XING, 2018)

Arda Teunissen und die drei Pflegeexpertinnen ANP (Masterniveau) und eine Masterstudentin mit dem Schwerpunkt ANP haben uns die Spitex gemeinsam vorgestellt und viele Fragen beantwortet.

„In der Spitex Zürich Limmat AG sind mittlerweile drei Pflegeexpertinnen APN in unterschiedlichen Spezialgebieten tätig. Sie arbeiten alle im direkten Klientenkontakt und stehen Betroffenen, Angehörigen und Mitarbeitenden beratend zur Seite. In ihren Spezialgebieten haben sie sich Expertinnenwissen erworben, das sie für die Optimierung der Pflege nutzen. Sie sind gesamtschweizerisch vernetzt, und setzen sich für die Umsetzung von best practice in der ambulanten Pflege ein.“ (Gesundheits- und Umweltdepartement, 2018)

Vier unserer Studenten hatten am Vormittag die Möglichkeit mit diesen 3 Pflegeexpertinnen mitzufahren und sie bei der Arbeit in der Häuslichkeit zu beobachten. Die Spitex fährt zu ihren Kunden mit dem Auto, und auch mit dem Fahrrad.

Pflege zu Hause

Die Spitex versorgt Pflegebedürftige und kranke Menschen so lange es möglich ist, in ihrem eigenen Haushalt. Die Versorgung ist qualitativ hochwertig, denn die Erhaltung und Förderung der Selbstständigkeit (Ressourcenorientiert) der Kunden gehört zu den primären Zielen der Spitex. Die Spitex arbeitet nach dem Grundsatz „Hilfe zur Selbsthilfe". Eine ressourcenorientierte Pflege braucht Zeit, und bei manchen Kunden auch mehr Zeit, als gewöhnlich. Hierbei die Waage zwischen Ressourcenförderung, Erhaltung der Ressourcen und der Wirtschaftlichkeit zu halten ist oft schwer. Darauf wurde aber nur kurz am Rande eingegangen, denn es handelt sich um eine Nonprofit-Spitex. Die finanziellen Aspekte stehen somit nicht als erste Vordergrund.

Die Pflege zu Hause unterteilt sich in drei Bereiche:

- ➢ Grundpflege: z.B. Hilfe und Unterstützung bei der Körperpflege, An-und Auskleiden, Mobilisation, Unterstützung bei der Ausscheidung etc.
- ➢ Behandlungspflege: z.B. Vitalzeichenkontrolle, Verbandswechsel, Medikamentengabe etc.
- ➢ Abklärung und Beratung, z. B. spezielle Focusassessments, Beratung von Kunden und Angehörigen zum Symptommanagement im Alltag

und:

- ➢ Spezielle Pflege: z.B. Stoma und Kontinenz Beratung, Palliativ Care, Psychosoziale Pflege und Betreuung

Zusätzlich gibt es noch den Spitexpress, hier wird sichergestellt, dass Patienten nach einem Spitalaufenthalt in der häuslichen Umgebung ambulant versorgt werden (Gesundheits- und

Umweltdepartement, 2018), und auch Nachts Leistungen in Anspruch nehmen können, um einen Aufenthalt zu Hause zu ermöglichen. (Teunissen, 2018)

Spezielle Pflege durch Pflegeexperten (ANP)

Die Pflegeexpertinnen der Spitex Zürich Limmat, die wir persönlich kennen lernen und interviewen konnten, berichteten von Ihrer anspruchsvollen Arbeit. Sie decken die Bereiche Chronic Care, Palliativ Care und Psychosoziale Pflege und Betreuung ab. Jede von ihnen ist im direkten Patientenkontakt und steht den Mitarbeitern, Betroffenen sowie den Angehörigen beratend zur Seite. Jede Pflegeexpertin setzt sich für die Umsetzung von best practice in der Spitex ein. Sie hat in ihrem Spezialgebiet Expertenwissen durch das Masterstudium, unterschiedliche Weiterbildungen, Selbststudium und gesamtschweizerische sowie internationale Vernetzung erworben. Das steigert die Effizienz und Effektivität und bringt einen Mehrwert für alle Beteiligten.

Im Gespräch berichten die einzelnen Pflegeexpertinnen von ihrem speziellen Aufgabengebiet.

Chronic Care

Die Aufgaben der ANP umfassen unter anderem die gezielte Unterstützung und Beratung von multimorbiden und chronisch kranken Patienten. Um diese Patientengruppe in ihrem häuslichen Umfeld optimal versorgen zu können, werden alle beteiligten Mitarbeiter sensibilisiert Probleme zu erkennen und umgehend handeln zu können. Hierbei werden sie von der ANP geschult und auch vor Ort unterstützt. Gemeinsam werden die Probleme z.B. in Fallbesprechungen erörtert und Lösungen erarbeitet. Adhärenz-Probleme können eine adäquate Behandlung behindern. So ist es wichtig die Patienten und die Angehörigen (Familienzentrierter Ansatz) zu schulen. Die Pflegeexpertin berichtet dass sich Spitalaufenthalte vermeiden lassen.

Diese Aussage wird von den Ergebnissen eines Pilotprojektes in Winterthur, das Prof. Dr. Lorenz Imhof, ZAHW Winterthur, Leitung Forschungsstelle Pflegewissenschaft leitete, untermauert.

„Bei über 450 SeniorInnen wurde zu Beginn der Studie die Lebenssituation bezüglich Gesundheit, Wohnen, Quartier, soziales Netzwerk, beanspruchte Dienstleistungen und Hilfe zur Selbsthilfe erfasst und beschrieben. Die Hälfte der Personen erhielt die ANP-Beratung. Ein Vergleich der beiden Gruppen zeigte deren positiven Effekte:

– die älteren Menschen fühlen sich zuhause sicherer und selbstständiger

– sie leiden weniger häufig unter akuten gesundheitlichen Problemen

– sie riskieren deutlich weniger Spitaleinweisungen

– sie stürzen weniger, konnten Kraft und Balance besser einsetzen, ihre Bewegungen besser koordinieren und profitieren von sturzverhindernden Empfehlungen im Wohnbereich." (Im Fokus, zuhause alt werden, 2014)

Palliativ Care

Das Kompetenz-Zentrum Spitex Zürich, Fachstelle Palliative Care, Team Limmat umfasst im Moment ein Team von mehreren Mitarbeitern sowie einer Pflegeexpertin APN.

Die Philosophie der Fachstelle und Fachdienst Palliativ Care arbeitet mit den hermeneutischen, kommunikativen, diagnostischen und edukativen Konzepten. Dies spiegelt sich klar im umfassenden Leistungsspektrum wieder.

Das Angebot der Palliative Care in der Spitex Zürich umfasst unter anderem folgende Leistungen:

➢ Umfassende Abklärung/ Erfassung der individuellen Situation und Gestaltung der letzten Lebensphase (körperlich, seelisch, sozial, spirituell)

➢ Unterstützung in der Behandlung von Symptomen wie Schmerz, Müdigkeit, Verdauungsprobleme, Atemnot, Appetitlosigkeit, Angst, Erbrechen, Übelkeit u.a.

➢ Zusammenarbeit mit den zuständigen Ärzten, um Krisen und ungewollte Notfall-Krankenhauseinweisungen zu vermeiden

- ➤ Unterstützung in der Bewältigung der sich verändernden Gesundheitssituation sowie Begleitung und Unterstützung der Angehörigen und Bezugspersonen
- ➤ Vermitteln von Hilfe, Hilfsmitteln und Information für entlastende Angebote
- ➤ Koordination von Freiwilligeneinsätze und ehrenamtlichen Diensten
- ➤ Organisation und Durchführung von Standortgesprächen mit allen Beteiligten
- ➤ Telefonische Beratung der Betroffenen und Bezugspersonen in akuten Situationen auch abends und an Wochenenden (Spitex Zürich-Palliativ Care, 2018)

Kosten

- ➤ Palliativ Care Leistungen können über die Krankenkasse abgerechnet werden, denn diese sind über die Grundsicherung gedeckt. Dazu ist eine ärztliche Spitex-Verordnung des Hausarztes oder vom Spital erforderlich. (Spitex Zürich-Palliativ Care, 2018)

Die Spitex der Stadt Zürich hat das Institut für Pflege der Zürcher Hochschule für Angewandte Wissenschaften, ZHAW, 2011 mit der Evaluation Fachstelle Palliative Care der Spitex Zürich, beauftragt. Das prägnanteste Ergebnis dieser Studie: Die Kompetenzen der Pflegexpertinnen übersteigen klar die Anforderungsprofile der Pflegefachpersonen der Spitex. Es wird empfohlen Pflegeexpertinnen APN (MScN) für diese speziellen Aufgaben einzusetzen, gemäß den internationalen Standards. (Imhof, L., Waldboth, V., Kipfer, S., 2013)

Psychosoziale Pflege und Betreuung

Esther Indermaur, MScN, Pflegeexpertin APN, Fachstelle für psychosoziale Pflege und Betreuung, Spitex Zürich Limmat AG hat uns während unseres Besuchs bei der Spitex, einen Einblick in Ihre täglich Arbeit gewährt. Neben dem direkten Klientenkontakt liegt ihr Fokus auf einem vermehrten Einsatz von Assessmentinstrumenten und in der Auswahl evidenzbasierter Interventionen zur Selbstmanagementförderung.

Das Angebot der Spitex Zürich umfasst in der psychiatrischen und psychogeriatrischen Pflege:

- ➤ Unterstützung zur Problem- und Krisenbewältigung, Entwicklung und Einübung von Bewältigungsstrategien

- ➤ Erlangung einer besseren Lebensqualität durch Aufbau und Erhaltung der Tagesstruktur
- ➤ Förderung und Befähigung zur Selbstpflege, Haushaltsführung sowie Verhinderung der Isolation
- ➤ Beratung und Information von Angehörigen
- ➤ Koordination und Zusammenarbeit mit den verschiedenen Hilfsangeboten von Spital, Sozialamt, Hausarzt, Psychiater, Spitex-Zentren etc. (Stadt Zürich Psychosoziale Betreuung, 2018)

Kosten

- ➤ Die Grundversicherung der Krankenkasse übernimmt ca. 90% der Kosten, wenn diese ärztlich verordnet sind.

Ist die Rolle der Pflegeexperten (APN/ANP) in der Schweiz klar?

Die Rolle der ANP/APN scheint in der Schweiz ganz klar zu sein. Wir haben in den unterschiedlichsten Institutionen ANP´s und ihr Aufgabenfeld kennengelernt. Die akademisierten Pflegeexperten sind ein fester Bestandteil aller Gesundheitseinrichtungen. In einem Podcast (Cornelia Kazis, SRF, 2013) des SRF(Schweizer Radio und Fernsehen) wird aufgezeigt warum im modernen Gesundheitswesen akademisch ausgebildete Pflegeexperten gebraucht werden. Prof. Dr. Romy Mahrer Imhof, Professorin für familienzentrierte Pflege, bezieht klar Stellung zur Pflege durch Pflegeexperten (APN).

Die Voraussetzungen eines Pflegexperten sind ebenfalls klar formuliert. Der Schweizer Berufsverband der Pflegefachfrauen und Pflegefachmänner (SBK) hat folgende Definition: „Eine Pflegeexpertin APN ist eine registrierte Pflegefachperson, welche sich Expertenwissen, Fähigkeiten zur Entscheidungsfindung bei komplexen Sachverhalten und klinische Kompetenzen für eine erweiterte pflegerische Praxis angeeignet hat. Die Charakteristik der Kompetenzen wird vom Kontext und/oder den Bedingungen des jeweiligen Landes geprägt, in dem sie für die Ausübung ihrer Tätigkeit zugelassen ist. Ein Masterabschluss in Pflege (Nursing Science) gilt als Voraussetzung" (SBK, 2012, S. 3).

Während der Recherche sind jedoch auch nicht so klare Aussagen oder Veröffentlichungen gefunden worden.

Der Newsletter "Intercura" des Gesundheits- und Umweltdepartement der Stadt Zürich, der bis 2016 zweimal jährlich erschien, bot für aktuelle und interessante Publikationen eine Veröffentlichungsmöglichkeit. Hier finden sich im Archiv noch alle Ausgaben ab 2006.

Im Herbst 2016 erschienen Artikel zu den Themen Interprofessionalität und zukünftige Rollenverteilung:

Dr. pharm. Lorenz Schmid, Präsident Kantonaler Apothekerverband Zürich, beschreibt in seinem Artikel „Neue Rollenverteilung von Ärzten, Apothekerinnen und anderen Leistungserbringern im Gesundheitswesen" die Wichtigkeit der Vernetzung aller am Gesundungs- und Heilungsprozess beteiligten Akteure. *„Gerade in der ambulanten Gesundheitsversorgung ist ein gutes Zusammenspiel zwischen Arzt und Apothekerin, zwischen Pflegefachfrau, Spitex und Betreuungsdiensten zwingend, um erfolgreich zu sein. Medizinische Fachkenntnisse sind ebenso wichtig wie Empathie, Zeit und Überzeugungskraft. All diese Qualitäten tragen gleichermaßen zum Therapieerfolg bei."* (Gesundheits- und Umweltdepartement, 2016)

Dr. med. Gabriela Bieri-Brüning, Stadtärztin, Chefärztin des Geriatrischen Dienstes der Stadt Zürich, befasst sich in dieser Ausgabe der „Intercura", mit dem Thema Interprofessionalität. *„Interprofessionalität oder die Aufweichung strikter Rollengrenzen zwischen Pflege und Ärzten braucht Zeit und gegenseitige Akzeptanz. Wenn beide Seiten spüren, wie bereichernd eine andere Zusammenarbeit sein kann, dann kann sich plötzlich viel verändern."* (Gesundheits- und Umweltdepartement, 2016)

Der Bundesrat hat im März 2016 ein Förderprogramm «Interprofessionalität im Gesundheitswesen 2017-2021» beschlossen. Dem spürbaren Fachkräftemangel sollte entgegengewirkt werden, ebenso sollte die eigenständige Rolle der Pflege gestärkt werden. „Bern, 23.03.2016: - Der Bundesrat will die Attraktivität des Pflegeberufs fördern. Zu diesem Zweck hat er bereits verschiedene Maßnahmen eingeleitet, etwa mit dem Masterplan Pflege oder dem Gesundheitsberufegesetz. Er ist jedoch dagegen, dass zusätzliche Berufsgruppen

Leistungen ohne ärztliche Anordnung selber erbringen und abrechnen dürfen. Deshalb lehnt er die parlamentarische Initiative „Gesetzliche Anerkennung der Verantwortung der Pflege" ab, die diesen Systemwechsel fordert." (Der Bundesrat, 2016)

Für die Spitex in der Schweiz ist die Rolle eines Pflegeexperten APN klar. In einem Factsheet (**Abbildung 6**) von 2018, wird die Rolle der APN klar aufgezeigt sowie der daraus entstehende Mehrwert.

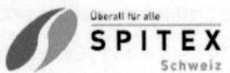

Überall für alle

SPITEX

Schweiz

Advanced Practice Nurse (APN) in der Spitex

Factsheet Spitex Schweiz, März 2018

Das Ziel dieses Factsheet ist es, die Rolle der Advanced Practice Nurse (APN) in der Spitex aufzuzeigen, sowie der daraus entstehende Mehrwert beim gezielten Einsatz der APN. Es richtet sich an alle Interessierten. Zudem liefert es den Organisationen wegweisende Hintergrundinformationen, die für die Zusammensetzung eines Spitex-Teams hilfreich sind.

Begriff APN

International werden zwei Rollen von Advanced Practice Nurses (APN) unterschieden:
- **Nurse Practitioner:** bietet eigene Sprechstunde an, beispielsweise für Patienten mit COPD. Sie behandelt diese selbstständig, legt die Diagnose fest und verordnet die Therapie. Sie hilft den Betroffenen und deren Angehörigen mit der Erkrankung im Alltag zurechtzukommen. Sie arbeitet eng mit einem Hausarzt[1] oder einem spezialisierten Facharzt zusammen.
- **Clinical Nurse Specialist:** das ist eine APN die bei der Bewältigung von komplexen Pflegesituationen Patienten pflegt und diese wie auch die Angehörigen beratet und betreut, sowie Pflegenden und Hausärztinnen beratend unterstützt.

Voraussetzungen für die Bezeichnung APN

Nach Definition von Hamric und Spross (2004), der auch die verschiedenen Fachvertretungen zustimmen, verfügen APN's mindestens über einen universitären Masterabschluss in Pflegewissenschaft, arbeitet grossmehrheitlich direkt mit Patienten und Angehörigen und sind in einem spezifischen Gebiet der Pflege spezialisiert. APN's sind zudem im professionellen Leadership, Beratung, Forschung, ethischer Entscheidungsfindung sowie im Coaching tätig.

Das Masterstudium bildet das theoretische Fundament für eine APN. Die klinische Expertise wird während oder nach dem Studium durch eine mindestens zweijährige Tätigkeit in einem definierten klinischen Feld erworben.

Rahmenbedingungen der Arbeit einer APN in der Schweiz

Im Rahmen des Gesundheitsberufegesetzes (GesBG) wird die APN-Funktion nicht gesetzlich geregelt. Das bedeutet, dass die APN weiterhin ohne gesetzliche Grundlage und auch ohne adäquate Abrechnungsmöglichkeit arbeiten wird.

Einsatz der APN in der Spitex

In der Spitex kommen aktuell APNs bei Klienten zu Hause und bei der Teamunterstützung zum Einsatz. Diverse Spitex-Organisationen engagieren bereits seit einigen Jahren APN's. Somit stehen praktische Erfahrungswerte über diese Zusammenarbeit zur Verfügung (siehe Angaben unter Referenzen). Spitex Schweiz begrüsst diese Entwicklung.

Ein Einsatz einer APN kann beispielsweise so aussehen: eine in Onkologiepflege spezialisierte APN ist für die Versorgung von sterbenden Tumorpatienten und ihren Angehörigen zuständig. Dies in Ergänzung zu den Fachpersonen der Spitex, der Hausärztin, dem Apotheker. Sie kommt zum Einsatz, wenn die spezifische Krankheitssituation des Klienten die Angehörigen, die Spitex-Mitarbeitenden oder die Hausärztin an ihre Grenzen bringt. Ziel ist eine optimale, individuelle Pflege des Klienten nach neusten evidenten Erkenntnissen, um zeitnahe und effizient auf die Symptome zu reagieren. Die Leistungen der ANP werden in Ergänzung zu den Kerndiensten erbracht. Sie gibt den Klienten wie den

---

[1] Männliche und weibliche Formen stehen im ganzen Text für beide Geschlechter

Abbildung 5

20

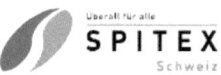

Angehörigen, aber auch den involvierten Mitarbeitenden der Spitex sowie dem Hausarzt in komplexen Situationen Sicherheit und Orientierung. Die Kompetenz im klinischen Assessments, klientenzentrierte Tätigkeit, klare Kommunikation und hohe Erreichbarkeit für Klient und Angehörige sind die Voraussetzungen dazu.

Spitex Schweiz empfiehlt Spitex-Organisationen bei wiederkehrenden problematischen Situationen im häuslichen Setting den Einsatz von APNs zu prüfen. Aufgrund ihrer Fachkompetenzen kann die APN eine wichtige Funktion in der Pflege der Klientinnen und in der Unterstützung des Teams übernehmen. Grössere Spitex-Organisationen werden in der Lage sein (oder sind bereits) selber APNs in Bereichen wie z.B. Demenz, Wundversorgung, Diabetes oder Psychiatrie anzustellen. Kleinere Organisationen müssen Verbundlösungen mit anderen Leistungserbringern suchen. Wichtig ist, dass die Spitex-Organisationen erkennen, dass die APNs auch klinisch, d. h. beim Klientin zu Hause tätig sind. Nur so können sie die Pflegesituation beobachten, analysieren und Optimierungsvorschläge machen. Sie stehen mit ihrem Fachwissen Klientinnen, Angehörigen aber auch den Mitgliedern des interprofessionellen Teams rasch und unkompliziert zur Verfügung, dies schliesst auch eine enge Zusammenarbeit mit den Hausärzten ein.

Zukunft der Pflegexpertinnen APN in der Spitex
Spitex Schweiz sieht die Rolle der APNs in erster Linie darin optimale Pflegequalität und Klientensicherheit zu gewährleisten. Die APN nimmt eine unterstützende Funktion ein, gleichzeitig ist sie auch Garant für die Qualitätssicherung und Entwicklung in der Pflege: Dank ihrem aktuellem Wissenstand passt sie Abläufe, Protokolle und Referenzdokumente zeitnah an.

Der gezielte Einsatz der APN in der Spitex führt zu mehr Effizienz und Effektivität und bringt einen Mehrwert für alle Beteiligten.

Referenzen
Stoll H.: Die APN in der Spitex – ein Mehrwert? In: Spitex Magazin 1/2018, S.10-11.
http://www.swiss-anp.ch/
Hamric, Spross & Hanson, 2004 Downloaded from: http://swiss-anp.ch/w/ - Retrieved: 2010-11-19 - Copyright © 2010 Swiss ANP
http://www.swiss-anp.ch/fileadmin/3_ANP_Berufsrolle/APN-Portraits_der_IG_in_erw.Form/APN-Profil_E.Indermaur.pdf
http://www.spitex-zuerich.ch/fileadmin/customer/Download-Dokumente/Artikel_Publikationen/Rolle_von_Spitex_Z%C3%BCrich.pdf
http://www.pflegeforschung-vfp.ch/download/58/page/23760_dl_positionspapier-anp-dbfk-ogkv-sbk-2013-final.pdf
http://www.swiss-anp.ch/fileadmin/3_ANP_Berufsrolle/2012_EckpunktepapierANP.pdf
https://www.sbk.ch/bildung/karriere-in-pflege/apn.html
http://www.swissnurseleaders.ch/de/pflege-pflegeforschung/advanced-nursing-practice-anp.html

Dieses Factsheet wurde vom Vorstand Spitex Schweiz am 4. April 2018 genehmigt.

Abbildung 6 (Spitex Schweiz, 2018)

Ambulante Pflegedienste in Deutschland

Genau wie in der Schweiz, gibt es in Deutschland ambulante Pflegedienste die Kranke- und pflegebedürftige Menschen medizinische, pflegerische und hauswirtschaftliche in ihrem häuslichen Umfeld versorgen.

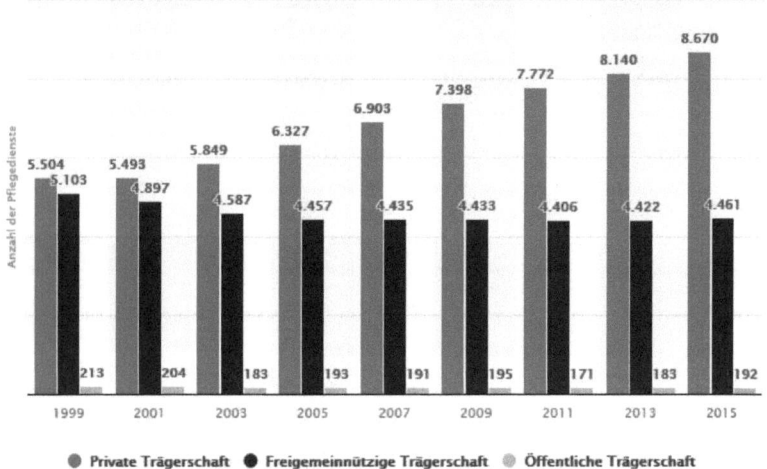

2015 gab es ist Deutschland 13.323 ambulante Pflegedienste. Aber anders als in der Schweiz ist der Anteil privater Anbieter mit ca. 65% höher.

Die „normalen" Leistungen der ambulanten Pflegedienste ob in der Schweiz oder in Deutschland ähneln sich. Jedoch gibt es nur einige wenige Pflegedienste in Deutschland, die spezialisierte ambulante Palliativversorgung, kurz SAPV (§ 37b SGB V), anbieten können und dürfen. Die Anforderungskriterien: *„Pflegefachkräfte verfügen über*

a) die Erlaubnis zur Führung einer der Berufsbezeichnungen Gesundheits- und Krankenpflegerin Gesundheits- und Krankenpfleger, Gesundheits- und Kinderkrankenpflegerin / Gesundheits- und Kinderkrankenpfleger oder Altenpflegerin / Altenpfleger entsprechend den gesetzlichen Bestimmungen in der jeweils gültigen Fassung und

b) den Abschluss einer Palliative-Care-Weiterbildungsmaßnahme im Umfang von mindestens 160 Stunden und

c) Erfahrung durch mindestens eine 2-jährige praktische Tätigkeit als Pflegefachkraft in der Betreuung von Palliativpatienten in den letzten drei Jahren; davon grundsätzlich sechsmonatige Mitarbeit in einer spezialisierten Einrichtung der Hospiz- und Palliativversorgung." (AOK, 2012)

Grundsätzlich unterscheidet sich die Finanzierung der ambulanten Versorgung. In der Schweiz wird die Behandlung durch einen ambulanten Pflegedienst→ die Spitex, von den Krankenkassen übernommen, denn das gehört zur Grundleistung der Krankenkassen.

In Deutschland übernimmt die Krankenkasse die Vergütung von Behandlungspflege (eine medizinische Leistung die vom Arzt verordnet werden muss z.b. Wundversorgung) im Sinne des SGB V (Sozialgesetzbuch Fünf). Die Grundpflege ist eine Leistung der Pflegekasse, die Vergütungskriterien sind vom Pflegegrad des Pflegebedürftigen abhängig. Dazu muss der Betroffenen bei der Pflegekasse einen Antrag auf Pflegegeld (in § 37 SGB XI geregelt) stellen. Nach einer Begutachtung durch den Medizinischen Dienst der Krankenversicherung (MDK), wird ein Pflegegrad festgelegt und entsprechend Pflegegeld gezahlt. Es besteht dann die Möglichkeit einen ambulanten Pflegedienst hinzuzuziehen, der einen Teil der Pflege übernimmt. Die durch den ambulanten Pflegedienst in Anspruch genommene Leistung rechnet der Pflegedienst direkt mit der Pflegekasse ab. Die Pflegesachleistung (in § 36 SGB XI geregelt) wird anteilig vom Pflegegeld gekürzt und somit zur Kombinationspflege (in § 38 SGB XI geregelt). Die Kombinationspflege muss bei der Pflegekasse beantragt werden.

Pflegegrad 1	0 €uro Pflegegeld	0 €uro Sachleistung
Pflegegrad 2	316 €uro Pflegegeld	689 €uro Sachleistung
Pflegegrad 3	545 €uro Pflegegeld	1.298 €uro Sachleistung
Pflegegrad 4	728 €uro Pflegegeld	1.612 €uro Sachleistung
Pflegegrad 5	901 €uro Pflegegeld	1.995 €uro Sachleistung

Abbildung 8 (Pflege durch Angehörige, 2018)

Die Pflegesachleistungen haben eine finanzielle Obergrenze. Sollte die Pflegesachleistung diese überschreiten, muss die Differenz vom Betroffenen selbst getragen werden. Der ambulante Pflegedienst rechnet mit den Pflegekassen nach Leistungskomplexen ab.

Ein Bespiel:

3.1. Leistungskomplex 2: Kleine Morgen-/Abendtoilette I

Beinhaltet insbesondere:

- **An-/Auskleiden**
  einschließlich Auswahl der Kleidung, gegebenenfalls An- und Ausziehtraining sowie An- und Ablegen von Körperersatzstücken

- **Teilwaschen**
  einschließlich Transfer zur Waschgelegenheit und zurück sowie gegebenenfalls Unterstützung bei der physiologischen Darm- und Blasenentleerung, Hautpflege, Prophylaxen, gegebenenfalls Einsatz von Hilfsmitteln, gegebenenfalls Schneiden/Feilen der Fingernägel, gegebenenfalls Kontaktherstellung zur Fußpflege und/oder Kontaktherstellung zum Friseur

- **Mund-/Zahnpflege**
  einschließlich Lippenpflege, Zahnprothesenversorgung und Mundhygiene

Punktzahl/Einsatz: 180

Abbildung 9 (betanet , 2018)

Die Punkte sind mit einem Geldwert hinterlegt. Dieser ist abhängig vom Vertrag mit der Pflegekasse.

Nur dieser kleine Ausschnitt zeigt auf, das es in Deutschland um einiges komplizierter und aufwendiger ist, einen Kranken- und Pflegebedürftigen Menschen zu Hause versorgen zu können. Der bürokratische Aufwand ist enorm.

Ausbildung Krankenpflege Schweiz ↔Deutschland

„In der Schweiz ist die Ausbildung zur Pflegefachfrau / zum Pflegefachmann auf der Tertiärstufe angesiedelt und dauert drei Jahre. Man kann sie entweder an einer Fachhochschule (FH, Tertiär A) oder an einer Höheren Fachschule (HF, Tertiär B) absolvieren. In der Westschweiz, mit Ausnahme des französischsprachigen Teils des Kantons Bern, wird die Ausbildung ausschließlich auf FH-Stufe angeboten. Die Bildungsgänge HF und FH unterscheiden sich durch unterschiedliche Zulassungsbedingungen und Kompetenzprofile. Beide bereiten jedoch auf die professionelle Berufsausübung vor." (SBK, 2018)

Der Ausbildungsschwerpunkt liegt mit 40 % Praxis und 60 % Theorie.

In Deutschland ist umgekehrt, hier steht die Praktische Ausbildung im Vordergrund.

„Die Ausbildung zum/zur Gesundheits- und Krankenpfleger/-in geht über einen Zeitraum von drei Jahren. Sie schließt mit einer staatlichen Prüfung ab. Die Ausbildung erfolgt an staatlich anerkannten Gesundheits- und Krankenpflegeschulen. Ein Mindestalter für Auszubildende wird vom Gesetz nicht mehr vorgeschrieben." (Pflegeberufe Gesetze, 2004)

Seit einigen Jahren wird in Deutschland rege diskutiert, die Pflegeausbildung grundsätzlich zu akademisieren. Die pflegerischen Studiengänge sind im Moment zumeist an Fachhochschulen angesiedelt. Trotz des umfangreichen Angebotes gibt es weder genug akademisierte Pflegekräfte, noch ausreichend spezielle Arbeitsangebote. Diese Diskussion und Vertiefung zu diesem Thema würde den Rahmen dieser Arbeit sprengen.

ANP/APN in Deutschland etablieren

Am Florence-Nightingale-Krankenhaus gibt es seit 2010 das Konzept der Advanced Nursing Practice (ANP). Die Pflegeexperten APN sind praxiserfahrene und klinisch spezialisierte Pflegende, welche mit einem pflegebezogenen Master-Abschluss direkt am Patientenbett arbeiten.

Um die Nachhaltigkeit der erweiterten Interventionsangebote zu gewährleisten und diese einer größeren Patientengruppe zugänglich zu machen, bietet sich in vielen Fällen der Aufbau eines ANP-Teams an.

Die Pflegeexperten APN sind in folgenden Abteilungen beschäftigt:

- ➤ Klinik für Anästhesie, Intensivmedizin und Schmerztherapie
- ➤ Klinik für Gynäkologie und Geburtshilfe
- ➤ Klinik für Innere Medizin mit Gastroenterologie und Onkologie

- Klinik für Kinderchirurgie und Kinderheilkunde, Neonatologie und pädiatrische Intensivpflege
- Klinik für Pneumologie, Kardiologie und internistische Intensivmedizin
- Klinik für Psychiatrie und Psychotherapie
- Klinik für Thoraxchirurgie (Florence-Nightingale-Krankenhaus, 2018)

Viele der studierten Pflegekräfte möchten jedoch in reine Führungspositionen gehen und haben sich somit vom Patientenbett wegqualifiziert. Nicht verstanden wird, das eine direkte Arbeit in der Praxis am Bett der Patienten genau das ist, was benötigt wird, um die Pflegequalität zu steigern und den Pflegeprozess durch Evaluation zu optimieren. Da die Akademisierung erst ins Rollen kommt, ist die Erfahrung mit den Studierten noch sehr gering. Es stellen sich mehr Fragen, als es Antworten gibt. Diese Fragen gibt es in Bezug auf Gehalt, Aufgabengebiet, fühlen sich Ärzte oder langjährige Pfleger durch die neue Kompetenz in ihre Autorität untergraben?

Pflegeexperten in Deutschland, die große Herausforderung an alle akademisierten Pflegekräfte. Darüber reden, Arbeiten veröffentlichen, Dozieren, an Kongressen teilnehmen…..das sind kleine wichtige Schritte.

Literaturverzeichnis

betanet . (2018). Abgerufen am 15. Juni 2018 von betanet :
https://www.betanet.de/leistungskomplexe.html

Aarau, K. (2018). *Kantonspital Aarau*. Abgerufen am 17. 4 2018 von
https://www.ksa.ch/patienten-besucher/kontakt-und-arealplan

AOK. (2012). Abgerufen am 15. Mai 2018 von
https://www.dgpalliativmedizin.de/images/stories/pdf/Niedersachsen_Mustervertrag_S
APV_2011.pdf

Bundesamt für Statistik Schweiz. (2016). *Bundesamt für Statistik Schweiz*. Abgerufen am 18. 4
2018 von
https://www.bfs.admin.ch/bfs/de/home/statistiken/gesundheit/gesundheitswesen/hilfe
-pflege-hause.html#par_text

Cornelia Kazis, SRF. (1. 2 2013). *SRF-Kontext*. Abgerufen am 16. 5 2018 von
https://www.srf.ch/sendungen/kontext/anp-ein-zukunftsmodell-in-der-
gesundheitsversorgung-4

DCA Jahresbericht . (2017). Abgerufen am 12. 4 2018 von http://www.dca.ch/home/

Der Bundesrat. (2016). *Der Bundesrat*. Abgerufen am 16. 4 2018 von
https://www.admin.ch/gov/de/start/dokumentation/medienmitteilungen.msg-id-
61069.html

Florence-Nightingale-Krankenhaus. (2018). Abgerufen am 15. 4 2018 von Florence-Nightingale-
Krankenhaus: https://www.florence-nightingale-
krankenhaus.de/de/leistungsspektrum/pflege/team/pflegeexperten-apn.html

Forschungszentrum für das Kind FZK. (2018). *Kinderspital Zürich*. Abgerufen am 16. 4 2018 von
https://www.kispi.uzh.ch/fzk/de/was-wir-tun/Seiten/default.aspx

Gesundheits- und Umweltdepartement. (2016). *Stadt Zürich*. Abgerufen am 16. 5 2018 von
https://www.stadt-

zuerich.ch/gud/de/index/departement/aktuelles/newsletter/intercura/archiv-intercura/intercura-7-editorial/intercura-7-apotheke.html

Gesundheits- und Umweltdepartement. (2016). *Stadt Zürich*. Abgerufen am 16. 5 2018 von https://www.stadt-zuerich.ch/gud/de/index/departement/aktuelles/newsletter/intercura/archiv-intercura/intercura-7-editorial/intercura-7-rollengrenzen.html

Gesundheits- und Umweltdepartement. (2018). *Stadt Zürich*. Abgerufen am 2. 5 2018 von https://www.stadt-zuerich.ch/gud/de/index/departement/aktuelles/newsletter/intercura/archiv-intercura/intercura-7-editorial/intercura-7-spitex.html

Gesundheits- und Umweltdepartement. (5. 3 2018). *Stadt Zürich*. Von https://www.stadt-zuerich.ch/gud/de/index/gesundheitsversorgung/pflege/pflege-zuhause.html abgerufen

Gesundheits- und Umweltdepartement. (2018). *Stadtplan - Pflegezentren in den Quartieren*. Abgerufen am 16. 3 2018 von https://www.stadt-zuerich.ch/gud/de/index/alter/neues-zuhause/pflegezentren/stadtplan-pflegezentren-in-den-quartieren.html

Holeiter, D. (2018). *baslerfasnacht.info*. Abgerufen am 15. 3 2018 von https://www.baslerfasnacht.info/basler-fasnacht/montag/morgenstreich/index.php

ICN NP/ ANP Conference. (2018). *International Conference for Nurse Practitioner / Advanced Practice Nursing*. Abgerufen am 23. 7 2018 von http://www.npapn2018.com/conf_workshop/we-have-a-dream-the-leadership-role-of-apns-in-developing-a-model-of-community-health-care/

Im Fokus, zuhause alt werden. (2014). Abgerufen am 5. 03 2018 von www.age-stiftung.ch: http://www.age-stiftung.ch/fileadmin/user_upload/Projekte/2010/019/2014_Age_I_2010_019.pdf

Imhof, L., Waldboth, V., Kipfer, S. (2013). Abgerufen am 15. 5 2018 von Spitex Zürich: http://www.spitex-zuerich.ch/fileadmin/customer/Download-Dokumente/Spitex_allgemein/Management_Summary_ZHAW-Studie_PallCare.pdf

Inselspital, U. B. (2018). *Inselgruppe AG Bern.* (I. A. Bern, Herausgeber) Abgerufen am 15. 3 2018
von http://www.inselgruppe.ch

Kalaidos Fachhochschule CH. (2018). Abgerufen am 16. 3 2018 von https://www.kalaidos.ch/de-
CH/Ueber-uns/Schulungsraeume#

Linked in. (2018). Abgerufen am 15. 7 2018 von https://ch.linkedin.com/in/arda-teunissen-
4883249b

Notrufzentrale, M. –S. (2018). *MNZ – Stiftung Medizinische Notrufzentrale.* Abgerufen am 15. 3
2018 von http://www.mnzbasel.ch/de/ueber-uns/Team.html

Pflege durch Angehörige. (2018). Abgerufen am 17. Mai 2018 von https://www.pflege-durch-
angehoerige.de/pflegegrade-pflegeleistungen/kombinationspflege/

Pflegeberufe Gesetze. (2004). Abgerufen am 7. 4 2018 von Pflegeberufe Gesetze:
http://www.pflegeberufe-gesetz.de/krankenpfleger/ausbildung.html

SBK. (2012). *SBK.* Abgerufen am 16. 5 2018 von
https://www.sbk.ch/fileadmin/sbk/bildung/APN/docs/2012_10_10_Eckpunkte_ANP_dt.
pdf

SBK. (2018). Abgerufen am 7. Mai 2018 von Schweizer Berufsverband der Pflegefachfrauen und
Pflegefachmänner: https://www.sbk.ch/bildung/pflegeausbildung.html

Spitex Schweiz. (2017). *Spitex Schweiz.* Abgerufen am 15. 3 2018 von
https://www.spitex.ch/files/J0XV6MP/index_fotoserie_2017.pdf

Spitex Schweiz. (2018). Abgerufen am 17. 4 2018 von Spitex Schweiz:
https://www.spitex.ch/Publikationen/Broschueren-Prospekte/PEdXY/?lang=de

Spitex Schweiz. (4. 4 2018). *IG swissANP.* Abgerufen am 28. 7 2018 von http://www.swiss-
anp.ch/fileadmin/7_IG_Aktuell/20180403_REFE_APN_genehmigt.pdf

Spitex Schweiz. (2018). *Spitex Schweiz.* Abgerufen am 17. 4 2018 von
https://www.spitex.ch/Nonprofit-Spitex/Einsatz-der-Spitex/PZP9s/

Spitex Zürich-Palliativ Care. (2018). *Spitex Zürich*. Abgerufen am 15. 4 2018 von
http://www.spitex-zuerich.ch/angebot/fachabteilungen/palliative-care/

Stadt Zürich Pflegezentrum Mattenhof. (2018). *Stadt Zürich Pflegezentrum Mattenhof*.
Abgerufen am 16. 3 2018 von https://www.stadt-zuerich.ch/gud/de/index/alter/neues-
zuhause/pflegezentren/pflegezentrum-mattenhof.html

Stadt Zürich Psychosoziale Betreuung. (2018). Abgerufen am 15. 5 2018 von Stadt Zürich:
http://www.spitex-zuerich.ch/angebot/fachabteilungen/psychosoziale-betreuung/

Statista. (2018). Abgerufen am 17. 4 2018 von
https://de.statista.com/statistik/daten/studie/36958/umfrage/ambulante-
pflegedienste-in-deutschland-nach-traegerschaft/

Teunissen, A. (6. 11 2018). Email vom 6.11.2018 mit kleinen Korekturen und der Erlaubnis der
Veröffentlichung

Universitätsspital Basel. (2018). *Universitätsspital Basel*. Abgerufen am 15. 03 2018 von
https://www.unispital-basel.ch/das-universitaetsspital/

XING. (2018). Abgerufen am 15. 7 2018 von https://www.xing.com/profile/Arda_Teunissen/cv

Zürich, S. V. (kein Datum). *Spitex Verband Kanton Zürich*. (S. V. Zürich, Herausgeber) Abgerufen
am 14. 4 2018 von http://www.spitex-zuerich.ch

BEI GRIN MACHT SICH IHR WISSEN BEZAHLT

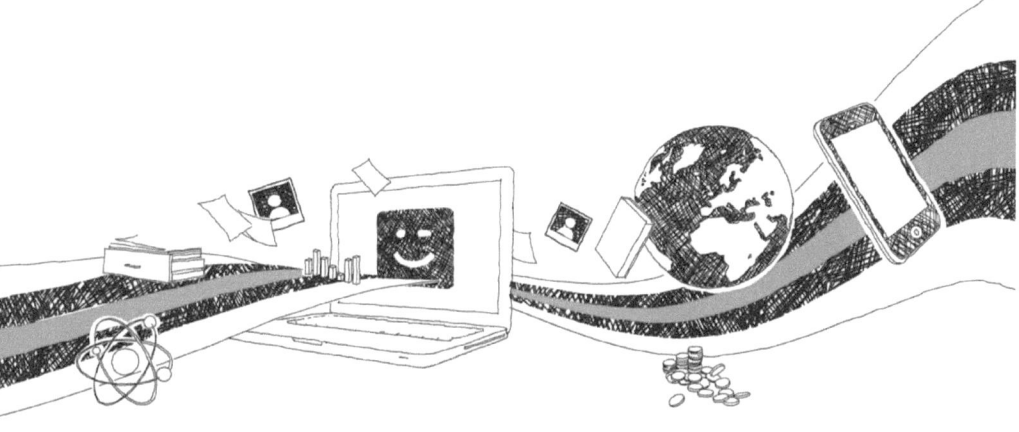

- Wir veröffentlichen Ihre Hausarbeit, Bachelor- und Masterarbeit

- Ihr eigenes eBook und Buch - weltweit in allen wichtigen Shops

- Verdienen Sie an jedem Verkauf

Jetzt bei www.GRIN.com hochladen und kostenlos publizieren

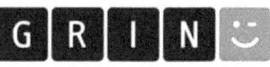